Dr Myriam KAPLAN

Les

Complications Cutanées

dans la Varicelle

Avant et après l'emploi

du linge stérilisé

Imp. Jeannin, Trévoux.
1911

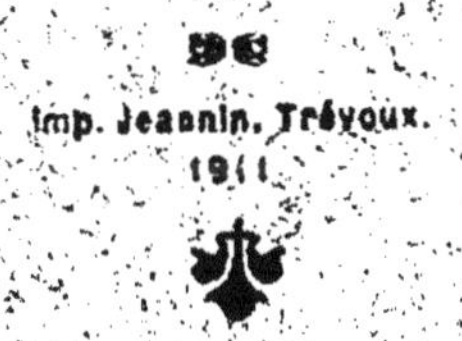

LES COMPLICATIONS CUTANÉES DANS LA VARICELLE
AVANT ET APRÈS L'EMPLOI DU LINGE STÉRILISÉ

Dr Myriam KAPLAN

Les

Complications Cutanées

dans la Varicelle

Avant et après l'emploi

du linge stérilisé

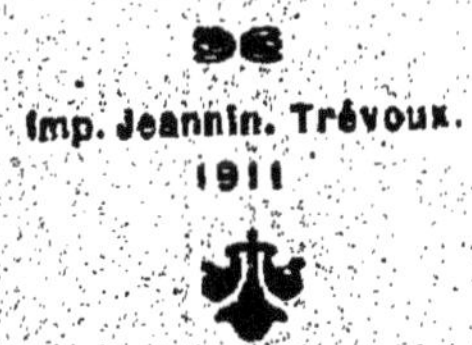

Imp. Jeannin. Trévoux.
1911

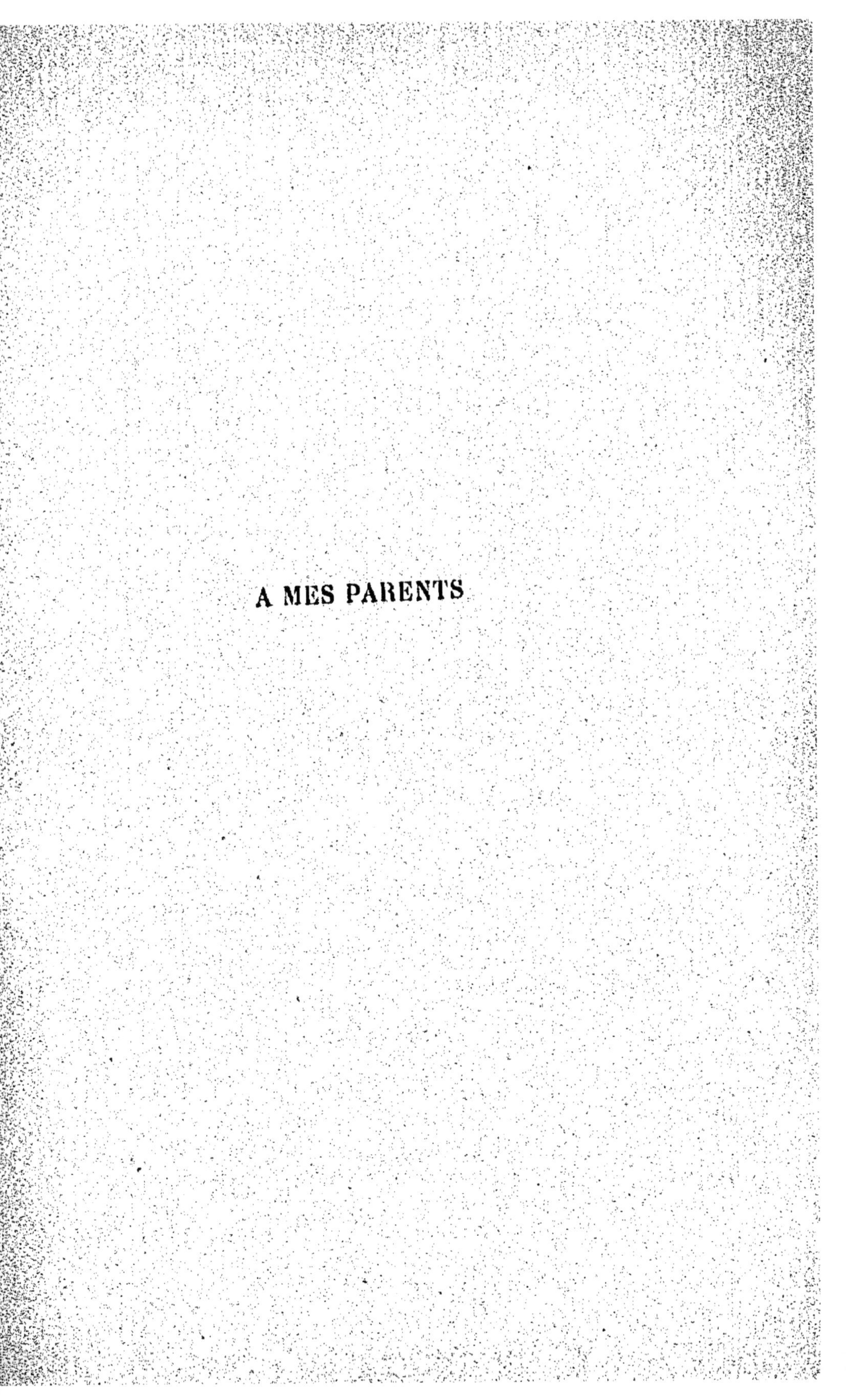

A MES PARENTS

A MON PRÉSIDENT DE THÈSE

Monsieur le Professeur WEILL

Professeur de Clinique Médicale Infantile à la Faculté de Médecine
de Lyon,
Médecin des Hôpitaux.

L'absence de bibliographie nous a forcée à abréger notre thèse et nous le regrettons vivement.

Nous nous sommes inspirée, dans le cours de cette étude, de l'exposé du 3 octobre 1902, de Monsieur le Professeur Weill et de Monsieur Agnel, interne des Hôpitaux ; de la communication de Monsieur le Professeur Weill au Congrès de Budapest, ainsi que de la thèse du Docteur Dennery, élève de Monsieur Weill.

Nous avons en outre réuni toutes les observations des malades atteints de varicelle, qui se sont trouvés à la Crèche Saint-Ferdinand, dans le service de Monsieur le Professeur Weill, depuis l'année 1898 jusqu'en 1910.

L'emploi du linge stérilisé date du 1ᵉʳ juin 1902.

Il nous sera par conséquent facile d'établir un parallèle entre les résultats obtenus dans le traitement de la varicelle, avant et après l'emploi de ce linge stérilisé.

Nous tenons, avant de commencer cet exposé, à remercier d'une façon toute particulière notre président de thèse, Monsieur le Professeur Weill, du bon accueil qu'il nous a toujours réservé dans son service, ainsi que des enseignements éclairés qu'il nous a prodigués.

Nous remercions vivement Monsieur Mouriquand, Professeur agrégé de la Faculté de Médecine de Lyon, ancien Chef de Clinique de Monsieur Weill. Grâce à son amabilité, nous avons pu réunir beaucoup de renseignements intéressant notre thèse.

Nous remercions également tous nos Professeurs de la Faculté et des Hôpitaux, qui nous ont guidée dans nos études.

Préface

La varicelle est une maladie infectieuse et contagieuse dont l'agent pathogène est inconnu.

Elle est surtout fréquente chez le nourrisson dont la résistance est faible.

Son début est lent et insidieux.

La période d'incubation dure de 8 à 15 jours. En général, l'enfant est agité, la température s'élève à 38° ou 38° 5, l'appétit diminue.

La période d'état se caractérise par une éruption siégeant, soit sur la face, soit sur le tronc et sur les membres.

Cette éruption, rarement prurigineuse, débute par des macules, qui se transforment en vésicules et en pustules.

Le polymorphysme constitue une des principales caractéristiques de l'éruption varicellique ; la variété des éléments qui la compose témoigne de la multiplicité des poussées que l'on observe dans cette affection.

C'est ainsi qu'à côté des macules, indice d'une poussée récente, on peut voir des vésicules et des pustules en pleine évolution qui, elles, témoignent des poussées antérieures.

Les pustules desséchées voisinent avec des vésicules.

Ces caractères d'éruption sont donc assez tranchés pour que le diagnostic différentiel de la varicelle avec les autres fièvres éruptives soit en général assez facile.

La varicelle est une maladie bénigne, qui peut cependant devenir grave par ses complications. Ce sont surtout des complications cutanées qui nous intéressent. Les pyodermites, les abcès multiples, les furoncles, les ulcérations se rencontrent fréquemment.

Mais dans la plupart des cas, l'état général s'améliore, les pustules se rompent ou se dessèchent, et la varicelle disparaît sans laisser de cicatrices, comme on l'observe dans la variole.

La varicelle est donc surtout grave par ses complications, qu'il faut éviter autant que possible par un traitement approprié qui comprendra avant tout l'emploi du linge stérilisé.

Monsieur le professeur Weill et M. Agnel, interne des Hôpitaux, dans leur exposé du 3 octobre 1902, dans le *Lyon Médical*, ont démontré l'efficacité de ce traitement :

« L'épiderme chez les nourrissons est revêtue d'une

couche cornée très mince. Sa résistance, déjà faible de ce fait, fléchit encore en certaines régions par suite de conditions locales, qui exercent sur le tégument une action nocive, presque inévitables. Dans la sphère ano-génitale et à la partie supérieure des cuisses, la peau est soumise au contact fréquent de l'urine, des matières fécales. L'occiput, les talons subissent des pressions durables, qui sont souvent l'origine de processus ulcéreux.

La partie antérieure de la poitrine présente fréquemment, du moins en été, des sudaminas, qui ouvrent la porte aux infections hospitalières.

Les éruptions si fréquentes chez le nourrisson : varicelle, pemphigus, eczéma ont les mêmes conséquences pour les téguments dans les régions les plus variables ».

Avant l'emploi du linge stérilisé, c'est-à-dire avant le 1er juin 1902, les précautions prophylactiques étaient les suivantes : pour examiner l'enfant, on le plaçait sur un coussin recouvert d'une toile de caoutchouc aseptique, spéciale pour chaque enfant.

Les nourrissons non infectés étaient examinés avant les autres.

Le personnel est spécial pour les enfants infectés.

Le traitement médicamenteux consistait en lotions à l'acide borique, au sublimé, à l'hermophényl, à l'eau oxygénée, après quoi les téguments étaient saupoudrés d'un mélange de talc et de bismuth stérilisés.

Les résultats de ce traitement n'étaient guère encourageants : les dermites se multipliaient, et on voyait beaucoup d'enfants entrés à l'Hôpital pour toute autre maladie, contracter la varicelle dans le service.

Dans sa communication au Congrès de Budapesth le 26 septembre 1909, Monsieur le Professeur Weill démontre par des considérations cliniques, corroborées par des statistiques, l'utilité du linge stérilisé.

Les enfants du service n'ayant pas d'éruptions cutanées avaient été divisés en deux catégories : les uns recevaient du linge stérilisé, les autres du linge seulement lessivé.

Les premiers ne contractaient pas de dermites. Il n'en était pas de même des autres, qui les contractaient d'une façon précoce. Les varicelles étaient nombreuses.

Les enfants emmaillotés dans le linge stérilisé ne présentaient d'éruptions qu'au niveau de la tête, quand ils étaient dépourvus de bonnets du même linge.

Une réparation de l'étuve suspend momentanément l'emploi du linge stérilisé, et les pyodermites apparaissent en ce moment en grande quantité dans le service.

L'emploi du linge stérilisé nécessite une surveillance minutieuse.

Il n'empêche pas les affections cutanées de gagner en profondeur, mais il pare aux complications fréquentes de la varicelle : eczéma, impétigo, etc.

La stérilisation du linge a été bien décrite dans la thèse de l'année 1904, par M. Dennery, élève de M. Weill.

M. Dennery, après avoir décrit le mode de stérilisation du linge et après son examen bactériologique, arrive aux conclusions suivantes :

« Le linge arrivant dans la Crèche est infecté : il contient des bacilles, des steptocoques, des staphylocoques, des microbes, de la suppuration vulgaires, assez virulents pour l'épiderme du nourrisson. Sa stérilisation est donc nécessaire.

Elle se pratique à la Crèche au moyen de l'étuve à vapeur humide de Geneste et Herscher. En sortant de l'étuve, le linge est stérile ».

Le lessivage pur et simple, tel qu'il se pratique dans la vie courante, n'amène donc qu'une stérilisation incomplète.

Une stérilisation idéale ne pourrait être obtenue que grâce à l'étuvage.

Une telle pratique n'est malheureusement pas toujours facile à mettre en œuvre : tout le monde n'a pas une étuve à sa disposition et un tel procédé ne pourra être employé que dans les Hôpitaux ou dans des cas très particuliers.

Dans la majorité des cas, il faudra, à défaut d'étuvage, se contenter d'une stérilisation moins parfaite, il est vrai, mais en pratique, largement suffisante.

Le lessivage soigné sera un des moyens auxquels on s'adressera en première ligne et qui constituera le premier temps de la stérilisation.

Le second temps de cette opération sera constitué par un repassage non moins soigné du linge avant son utilisation, repassage qui amènera une stérilisation suffisante.

Nous passerons à présent aux observations.

Observations

Avant l'emploi du linge stérilisé

OBSERVATION I.

T. L. 1 an. Entrée le 9 février 1898.

Parents bien portants.

L'enfant est née à terme, nourrie au sein.

Jamais d'affections antérieures.

Elle est envoyée à l'hôpital pour cause de diarrhée, vomissements et toux.

18 février. — Éruption de varicelle siégeant sur les membres supérieurs et sur le côté droit de l'abdomen.

15 mars. — La varicelle s'est accompagnée d'une fièvre très légère. A la suite de la varicelle apparaît une éruption pustuleuse au niveau des lèvres, du menton et des joues.

L'éruption commence par une pustule, qui se rompt et

laisse à la suite une petite plaie suintante. On en trouve sur le tronc et sur les membres inférieurs.

L'éruption paraît prurigineuse.

22 mars. — L'éruption pustuleuse a à peu près disparue.

26 mars. — L'enfant présente une éruption rubéolique et est envoyée dans le service des rougeoles.

La varicelle s'est accompagnée d'une complication cutanée, c'est l'éruption pustuleuse et prurigineuse.

OBSERVATION II.

P. E. 12 mois. Entrée le 3 mars 1898.

Le père est atteint de rhumatisme, la mère a eu une bronchite il y a 12 ans et tousse depuis tous les hivers.

L'enfant est née à terme, a été élevée au sein et au biberon.

A l'entrée, elle présente de la diarrhée.

20 mars. — L'enfant part guérie.

11 avril. — Elle rentre avec un abcès ganglionnaire de la région antérieure du cou.

19 avril. — Eruption de varicelle étendue sur les membres et sur le tronc. Ce sont des vésicules et des pustules en pleine évolution.

28 avril. — La varicelle s'est accompagnée d'une élévation thermique à 39°.

L'éruption n'a pas été suivie de complications.

Elle se borne aujourd'hui à quelques petites croûtes sur les lèvres.

28 avril. — Guérison.

C'est une varicelle d'évolution tout à fait bénigne.

OBSERVATION III.

H. M. 16 mois. Entrée le 25 avril 1898.

Le père est atteint de tuberculose pulmonaire, la mère se porte bien.

L'enfant est née à terme, nourrie au sein jusqu'à 10 mois, ensuite au biberon.

Actuellement elle se présente avec une péricardite et adénopathie trachéo-bronchique.

7 mai. — Elle contracte la varicelle dans le service.

On voit sur le tronc et à la face une éruption sudorale, qui tend à suppurer.

11 mai. — Depuis le traitement à l'acide picrique, les pustules se flétrissent et il ne s'en forme pas de nouvelles.

24 mai. — La varicelle est en voie de guérison.

L'enfant part.

28 juin. — L'enfant rentre avec des traces de varicelle et des furoncles au cuir chevelu.

Broncho-pneumonie.

29 juin. — Décès.

Cette varicelle a été suivie de complications cutanées : ce sont des furoncles qui ont apparu au niveau du cuir chevelu.

Mais ces complications sont survenues en dehors de l'hôpital et nous ne pouvons pas en tenir compte pour comparer avec les varicelles qui ont été traitées par le linge stérilisé à l'Hôpital.

OBSERVATION IV.

B. J. 2 mois. Entré le 2 mai 1898.

Parents bien portants.

L'enfant est né à terme, nourri au sein et au biberon.

Depuis 8 jours il présente de la diarrhée jaune-verdâtre, le ventre est ballonné, le faciès pâle.

29 mai. — Éruption de varicelle.

31 mai. — L'éruption est généralisée. La zone inflammatoire est très large et les boutons ont l'apparence des plaques muqueuses un peu évidées.

Ulcérations du voile du palais, qui sont superficielles et grisâtres.

L'enfant a mauvaise mine, il maigrit.

Point d'infection locale au-dessus de la malléole externe.

18 juin. — Les ulcérations du palais persistent. Elles sont toujours grisâtres et superficielles.

La peau a perdu toute élasticité. Mauvais état général.

28 juin. — Décès.

C'est un cas de varicelle suivie d'ulcérations du voile du palais, d'infection locale au niveau des membres inférieurs, et ces complications apparaissent dans le service, donc nous devons en tenir compte.

OBSERVATION V.

O. F. R. 1 mois 1/2. Entré le 11 août 1898.

Parents bien portants.

L'enfant a l'aspect sénile, il vomit, présente de la diarrhée, ce qui motive son entrée à l'hôpital.

22 décembre. — Contracte la varicelle dans le service avec élévation thermique à 40°.

12 janvier. — La varicelle a évolué normalement.

27 janvier. — L'enfant part guéri.

24 mars. — L'enfant rentre, car depuis sa sortie et à la suite de la varicelle, il a eu de nombreux abcès dermiques à la face, au cou et surtout au cuir chevelu, où il persiste quelques croûtes impétigineuses.

Un ganglion mou derrière l'oreille gauche.

Bronchite.

18 avril. — L'enfant a contracté la rougeole et est envoyé au service des rougeoles.

Pas de renseignements ultérieurs.

Les complications cutanées sont survenues à la suite de la varicelle, mais en dehors de l'Hôpital, et nous n'en tiendrons pas compte.

En résumé, dans l'année 1898, nous avons 5 observations, dont 2 suivies de complications cutanées, survenues dans le service.

OBSERVATION VI.

C. M. 4 mois 1/2. Entré le 26 décembre 1898.

Pas de renseignements sur les parents.

L'enfant a été élevé au biberon.

Actuellement. Entre pour cause de diarrhée et vomissements.

19 janvier. — Eruption de varicelle très discrète au tronc et à la face.

Petit abcès du cuir chevelu à la partie postérieure de la tête. Tendance au collapsus. Spasmes de la glotte.

22 janvier 1899. — Décès.

Nous voyons, qu'à la suite de cette varicelle a apparu un abcès au niveau du cuir chevelu, c'est une complication survenue à l'Hôpital.

Nous mettons cette observation parmi celles de 1899, parce que l'enfant a contracté la varicelle le 19 janvier 1899.

OBSERVATION VII.

B. E. 18 mois. Entrée le 2 janvier 1899.

Parents bien portants.

Trois enfants morts d'affections inconnues. Deux enfants bien portants.

L'enfant qui entre dans le service présente de la tuberculose pulmonaire avec adénopathies.

22 janvier. — Éruption de varicelle discrète sur tout le corps.

4 février. — Quatre abcès volumineux dans la région lombaire.

9 février. — Température 39 9. Les abcès suppurent beaucoup. Sur le tronc quelques vésico-pustules récentes.

22 février. — Apparition des gros abcès à la jambe droite. Engorgement ganglionnaire dans les aines. Mauvais état général. Granulie.

24 février. — Mort.

La varicelle chez cette malade, affaiblie par la tuberculose pulmonaire, s'est compliquée des abcès suppurés multiples. C'est un cas de varicelle grave non traitée par le linge stérilisé.

OBSERVATION VIII.

L. J. J. 16 mois. Entrée le 5 janvier 1899.

Parents bien portants.

Un enfant mort de fluxion de poitrine, quatre autres bien portants.

La malade est née à terme, élevée au sein pendant 5 mois, ensuite au biberon.

Actuellement l'enfant est très essoufflée.

Température 41°.

20 février. — Elle contracte la varicelle dans le service.

25 février. — L'éruption est très abondante. Tous les éléments sont de la même poussée. Ce sont des vésico-pustules ombiliquées pour la plupart, entourées d'une auréole rouge. Lotions au sublimé.

3 mars. — Il persiste quelques croûtes et quelques pustules.

Il y a des abcès multiples. On donne de la levure de bière.

11 mars. — L'enfant sort guérie.

La malade a eu des abcès multiples, contractés dans le service, à la suite de la varicelle.

OBSERVATION IX.

M. E. 18 mois. Entré le 17 janvier 1899.

Parents bien portants.

L'enfant est revenu de nourrice depuis un mois.

Les parents l'amènent pour cause de diarrhée.

16 février. — On constate une petite éruption : c'est un érythème vésiculeux sous forme de plaques disséminées.

On le traite par les bains de sublimé.

24 février. — L'enfant présente une varicelle très discrète.

On voit sur la peau 8 ou 10 éléments éruptifs.

Tousse, présente de la diarrhée.

27 *février.* — On constate la présence d'un abcès sur la paroi thoracique, qu'on incise.

3 mars. — L'enfant a une ascension thermique à 39°.

Nouvel abcès au cuir chevelu, qu'on incise.

6 avril. — L'enfant a pris la coqueluche. Il présente un léger érythème cutané tenant sans doute aux bains de sublimé.

5 avril. — Éruption de rougeole. Abcès sur le dos du nez, sur les membres, qui suppurent, et à l'incision laissent sourdre un pus abondant, grisâtre.

16 avril. — Les abcès suppurent toujours, ont une tendance à devenir gangréneux. Mauvais état général.

17 avril. — L'enfant décède.

Cette varicelle, comme la précédente, a été suivie de complications, mais bien plus graves, les abcès multiples, gangréneux ont emporté l'enfant déjà affaibli par la diarrhée, coqueluche et rougeole.

OBSERVATION X.

V. L. 11 mois. Entrée le 20 janvier 1899.

Père bien portant. Mère anémique.

L'enfant est née à terme, élevée au biberon.

Actuellement elle vomit et présente une éruption assez abondante de varicelle avec température 39°.

21 janvier. — Varicelle très intense. Une seule poussée.

1 février. — Les éléments éruptifs ont à peu près disparu.

Apparition des abcès à la tête et dans le dos, séparés les uns des autres par des croûtes impétigineuses.

22 février. — Nouveaux abcès dans le dos. Quelques vésico-pustules récentes.

7 mars. — L'enfant prend de la levure de bière.

Il reste encore 5 abcès sur la tête, qu'on incise.

18 mars. — Petit abcès au niveau de la région occipitale.

1er avril. — Pas de nouveaux abcès. Guérison.

Les abcès multiples à évolution bénigne, compliquent cette varicelle. Nous tiendrons compte de ces complications survenues à l'Hôpital.

OBSERVATION XI.

V. J. 1 an 1/2. Entrée le 30 janvier 1899.

La mère est soignée actuellement à l'Hôtel-Dieu pour une fièvre typhoïde. Pas d'autres renseignements sur l'enfant.

Actuellement, elle présente de la bronchite.

9 février. — Éruption de varicelle.

20 février. — La varicelle discrète a évolué d'une façon bénigne. Une seule poussée. Pas de complications.

22 février. — Guérison.

C'est un cas de varicelle non suivie de complications cutanées.

OBSERVATION XII.

D. L. 6 mois. Entré le 24 février 1899.

Parents bien portants.

L'enfant est né à terme, nourri au sein.

Il y a trois semaines, il a pris une varicelle qui est guérie depuis 7 jours. Immédiatement après sa guérison, l'enfant a présenté des abcès au niveau de la région lombaire, au niveau de la tête et de la nuque.

On lui donne de la levure de bière.

30 mai. — Depuis son entrée à l'hôpital, pas de nouveaux abcès. Les urines contiennent de l'albumine.

Température 38°8.

6 juin. — Conjonctivite.

8 juin. — De nouveaux abcès. Température 40°.

Incision des abcès.

12 juin. — Nouveaux abcès. Les parents l'emmènent.

L'évolution ultérieure de la maladie est inconnue.

Il s'agit d'un enfant qui se présente avec des traces de varicelle et abcès multiples, contractés en dehors du service. Quoique les abcès réapparaissent dans le service, nous ne tiendrons pas compte de ces complications, car le début de l'infection s'est produit en dehors de l'hôpital.

En résumé, dans l'année 1899, nous avons 7 observations, dont 5 suivies de complications cutanées, survenues à l'Hôpital.

OBSERVATION XIII.

D. E. 19 mois. Entré le 20 janvier 1901.

Parents bien portants.

L'enfant est né à terme, nourri au sein par la mère.

L'affection actuelle a débuté, il y a trois jours, par une éruption sur le dos.

Actuellement. L'éruption est assez discrète : quelques vésicules dans le dos, sur la poitrine, plusieurs sur les membres.

Les unes sont en pleine évolution, les autres se couvrent de croûtes. Bon état général.

21 janvier. — Vésicules un peu plus desséchées.

Pas de nouvelle poussée.

24 janvier. — Toutes les vésicules sont desséchées.

Pas de complications.

10 février. — L'enfant part guéri.

C'est une varicelle à évolution bénigne.

OBSERVATION XIV.

G. L. 3 jours. Entré le 27 avril 1901.

Père bien portant. La mère est atteinte d'une bronchite chronique.

Un enfant mort de diarrhée verte, le deuxième se porte bien, le troisième, celui qu'on amène, est né avant terme, nourri au sein et au biberon.

24 octobre. — L'enfant, qui est entré à l'hôpital pour une gastro-entérite, contracte la varicelle dans le service.

Les vésicules siègent particulièrement sur la face, mais on en trouve sur tout le corps.

1 décembre. — L'enfant n'a eu qu'une seule poussée de varicelle, qui a évolué normalement.

17 février. — Convulsions.

5 mars 1902. — L'enfant succombe.

Malgré le mauvais état général de l'enfant, dû à la gastro-entérite, la varicelle a évolué sans complications et a guéri le 4 décembre 1901.

OBSERVATION XV.

T. F. 3 mois. Entré le 19 juillet 1901.

Parents bien portants.

L'enfant est né à terme, nourri au biberon.

Il a toujours présenté un peu de diarrhée.

5 novembre. — Une éruption de vésicules varicelliques disséminées un peu partout, mais surtout sur le tronc. Bon état général.

8 novembre. — Deuxième poussée varicellique ; assez nombreuses vésicules à la face interne des cuisses, sur le cuir chevelu et sur le tronc. Température 38°.

1er décembre. — Poussée de dermite, constituée par de très petites pustules, reposant sur un fond érythémateux. On poudre avec du talc.

5 décembre. — La dermite a disparu.

22 décembre. — Réapparition de la dermite, qui s'étend à toute la partie supérieure du dos et aux deux aisselles.

Placards érythémateux rouge-vifs desquamant par places.

24 décembre. — L'éruption prend un caractère de plus en plus pustuleux. Ce sont des éléments rouge-cuivrés, gros comme une tête d'épingle en verre, confluents au niveau de l'omoplate gauche et au niveau de l'occiput, commençant à envahir le cou et la poitrine.

Application d'eau oxygénée.

28 décembre. — Depuis qu'on emploie l'eau oxygénée en pulvérisation, les papules du dos disparaissent, les macules péripapuleuses diminuent.

Néanmoins, l'enfant vient de s'inoculer un doigt et la paume de la main.

Au doigt, apparence de panaris.

11 janvier 1902. — Le liniment oléo-calcaire est prescrit en raison de ce que l'éruption prend un caractère érythémateux et prurigineux.

23 janvier. — L'enfant est en voie d'amélioration.

L'érythème se réduit à quelques plaques. Sur ces plaques on perçoit de petites papules. La peau est indurée comme dans l'eczéma.

Au niveau de la paume de la main, une rougeur diffuse, ayant l'aspect d'une enflure.

7 février. — La mère l'emmène.

On ne connaît pas l'évolution ultérieure de la maladie.

La varicelle s'est compliquée d'une dermite pustu-

leuse très intense, constituée par des plaques érythé-
mateuses et des papules avec induration de la peau.

OBSERVATION XVI.

R. R. 1 mois 1/2. Entré le 9 août 1901.

Parents bien portants.

L'enfant est né à terme, nourri au sein et au biberon.

On l'amène, parce qu'il présente de la diarrhée et du muguet.

Actuellement, bon état général, muguet intense.

13 octobre. — L'enfant sort dans un état satisfaisant.

23 octobre. — L'enfant rentre atteint de varicelle.

L'affection revêt son maximum d'intensité sur la face.
Elle est constituée par des macules, vésicules et quelques
pustules, qui sont confluentes au niveau des joues.

Une éruption analogue au niveau du cuir chevelu et sur
le tronc.

29 octobre. — Nouvelle poussée de vésicules.

4 novembre. — L'éruption varicellique a été surtout abondante au niveau de la face et du front, où elle a laissé des
cicatrices analogues à celles de la variole.

Sur les bras, l'érythème est franchement eczémateux. On
applique du liniment oléo-calcaire et on poudre au talc.

12 décembre. — Au bout de 15 jours l'eczéma a commencé
à se dessécher et, au bout d'un mois, la guérison était com-
plète. On a badigeonné à l'acide picrique.

La température est élevée. On observe sur la surface du

corps une éruption très vive, surtout sur la poitrine et à la partie antérieure de l'abdomen.

Des abcès multiples sur tout le corps, en tout 50 ou 60. L'évolution de chaque élément s'effectue en 3 ou 4 jours, puis il se forme une croûte, qui laisse derrière elle une cicatrice rougeâtre.

16 décembre. — Apparition d'une tumeur dense, douloureuse à la nuque.

24 décembre. — Incision des abcès. On voit sourdre un pus verdâtre, abondant.

28 décembre. — Le cuir chevelu et la face sont couverts d'abcès.

31 décembre. — Décès.

Cette varicelle a développé à sa suite un eczéma et des abcès suppurés multiples, qui ont emporté l'enfant.

OBSERVATION XVII.

R. M. 3 mois 1/2. Entrée le 15 août 1901.

Père bien portant. La mère a eu de l'albumine il y a quatre ans, à la suite d'une fausse couche.

L'enfant est née à terme, élevée au sein.

Au mois de juillet, elle a été traitée pour bronchite et diarrhée.

Actuellement. Enfant gros, aspect bien portant.

18 octobre. — Otite moyenne suppurée gauche.

Apparition d'une éruption varicellique. Ce sont des petites vésicules reposant sur un fond érythémateux à contenu clair, plus ou moins avancées dans leur évolution.

26 octobre. — Les vésicules sont en voie de dessication.

28 novembre. — Plus d'éruption. Température 38°4.

20 janvier 1902. — L'écoulement de l'oreille a été suivi d'un érythème de la partie inférieure du pavillon.

De là il s'est répandu sur la face et se termine par quelques papules. Une de ces papules s'est localisée sur la conjonctive.

21 février. — L'enfant sort guérie.

C'est un cas de varicelle sans complications cutanées. L'érythème papuleux complique l'otite moyenne.

<h3 style="text-align:center">OBSERVATION XVIII.</h3>

C. G. 2 mois 1/2. Entré le 20 septembre 1901.

Père bien portant. La mère a actuellement une pleurésie.

L'enfant est né à terme, nourri au sein et au biberon.

Actuellement il présente de la diarrhée.

19 octobre. — Apparition d'une petite éruption qui débute par la face.

23 octobre. — Une pustule au niveau de la bosse frontale droite, plusieurs dans le cuir chevelu. C'est la varicelle.

L'enfant vomit, tousse, maigrit.

Convulsions. Broncho-pneumonie.

16 décembre. — L'enfant succombe.

La varicelle, malgré les nombreuses affections que présentait l'enfant, n'a pas été accompagnée de complications cutanées.

OBSERVATION XIX.

G. M. 10 mois. Entrée le 30 septembre 1901.

Mère faible, amaigrie. Père bien portant.

Un enfant mort d'entérite à un an, un autre bien portant.

La petite malade, qui est la troisième, est née à terme, nourrie au sein et au biberon.

Présente toujours de la diarrhée.

21 octobre. — Début d'une éruption varicellique.

23 octobre. — La varicelle devient plus intense. Ce sont des vésicules répandues sur le tronc et sur les membres inférieurs. Plusieurs pustules au milieu du cuir chevelu.

31 décembre. — La varicelle est guérie, mais on voit encore des traces sous forme de petites croûtes.

Abcès au niveau de l'épaule gauche.

6 novembre. — Phénomènes méningés. Formation de sept à huit abcès dans le dos et sur les parties latérales du tronc. Ces abcès sont rouges, gros comme une amande. Bains de sublimé à 18'.

7 novembre. — Incision des abcès, qui fait sourdre un pus jaune-verdâtre, épais, bien lié. Mauvais état général.

10 novembre. — L'enfant meurt.

L'enfant a présenté des abcès suppurés sur le dos, sur le tronc immédiatement après la varicelle, par conséquent, c'est un cas de varicelle avec complications cutanées chez une malade affaiblie par la diarrhée et par les phénomènes méningés.

OBSERVATION XX.

G. M. 21 mois. Entrée le 7 octobre 1901.

Parents bien portants.

L'enfant a été élevée pendant trois mois au sein, ensuite au biberon.

Coqueluche au mois de juillet.

Depuis un jour, les parents ont constaté une éruption. Actuellement, l'éruption est étendue sur tout le corps, mais surtout marquée à la tête. Ce sont des vésicules et des pustules. Les vésicules contiennent du liquide clair, quelques-unes sont ombiliquées.

4 octobre. — L'éruption existe à la face, au tronc, aux membres. Les vésicules se couvrent de croûtes.

6 octobre. — Pas de complications. L'enfant part en voie de guérison.

La varicelle a eu une évolution bénigne, sans aucune complication cutanée.

OBSERVATION XXI.

G. A. J. 7 mois. Entré le 12 octobre 1901,

Parents bien portants.

L'enfant est né à terme, nourri au sein pendant un mois, ensuite au biberon.

Depuis trois semaines, il présente de la diarrhée et des vomissements, ce qui motive son entrée à l'Hôpital.

23 octobre. — Début d'une éruption varicellique. On constate quelques vésicules au niveau de la région frontale. L'enfant tousse.

28 octobre. — La varicelle s'est développée dans les conditions habituelles.

1er novembre. — Nouvelle poussée de varicelle très nette, qui occupe toute l'étendue du corps.

16 décembre. — A la partie postérieure du cuir chevelu, on note plusieurs ulcérations impétigineuses infectées ; l'une d'elles est entourée de zone inflammatoire rouge. Mauvais état général.

18 décembre. — On trouve une ulcération suppurée à la partie postérieure du cuir chevelu à bords décollés.

L'enfant meurt.

C'est un cas de varicelle accompagnée de complications cutanées. Les ulcérations impétigineuses viennent aggraver l'état général de l'enfant.

OBSERVATION XXII.

C. A. 2 mois. Entrée le 13 octobre 1901.

La mère est malade depuis l'accouchement, elle tousse.

L'enfant est née à terme, nourrie au sein et au biberon.

Elle entre à l'Hôpital pour cause de diarrhée, qu'elle présente depuis 9 jours.

16 novembre. — Début d'une éruption varicellique. Quelques vésicules sur la face et le cuir chevelu, ainsi que sur le tronc.

21 novembre. — Il n'y a qu'une seule poussée de varicelle, mais la plupart des vésicules se sont infectées.

23 novembre. — Abcès à la face postérieure du cou. L'incision fait sourdre un pus jaune-verdâtre. Mauvais état général. Dyspnée.

18 décembre. — Mort.

La varicelle a développé à sa suite des abcès suppurés, la plupart des vésicules se sont infectées et les complications cutanées ont été très intenses.

OBSERVATION XXIII.

H. E., 15 mois. Entrée le 29 octobre 1901.

Parents bien portants.

L'enfant est née à terme, nourrie au sein jusqu'à 4 mois, ensuite au biberon.

Présente depuis un mois de la diarrhée abondante et des vomissements.

24 novembre. — L'enfant contracte la varicelle, qui se répand au tronc et aux membres. Bon état général.

27 novembre. — Deuxième poussée varicellique à évolution banale.

22 décembre. — Guérison.

C'est une varicelle sans complications cutanées.

OBSERVATION XXIV.

P. L., 7 mois. Entré le 31 octobre 1901.

Parents bien portants. Une sœur morte de fièvre typhoïde.

L'enfant est né à terme, nourri au biberon.

24 novembre. — Début d'une éruption varicellique, constituée de quelques vésicules, disséminées sur tout le corps.

Ulcérations impétigineuses du cuir chevelu.

26 novembre. — Deuxième poussée varicellique.

Température 39°.

30 novembre. — Chaque vésicule a suppuré et à laissé à sa place une ulcération profonde encore suppurante. Mauvais état général.

2 décembre. — L'enfant meurt.

C'est un cas de varicelle avec complications cutanées.

Dans l'année 1901, nous avons 12 observations, dont 6 ont été suivies de complications cutanées.

En résumé : avant l'emploi du linge stérilisé, nous avons 24 observations depuis l'année 1898 jusqu'en 1901, 13 de ces cas de varicelles ont été accompagnés de complications cutanées survenues dans le service, ce qui fait en moyenne 65 % de ces complications.

Une autre constatation intéressante nous est fournie par ces observations ; c'est la facilité avec laquelle les nourrissons contractent la varicelle dans le service. Cela tient probablement à la résistance moindre des enfants en bas âge, résistance d'autant plus affaiblie, qu'ils sont déjà malades en entrant à l'hôpital.

Observations

Après l'emploi du linge stérilisé

OBSERVATION I.

S. C. 14 mois. Entré le 26 janvier 1903.

Le père sort de l'hôpital convalescent d'une pneumonie. La mère est bien portante.

L'enfant est né à terme, nourri au sein et au biberon. Bronchite à 8 mois.

Actuellement. Présente de la coqueluche. Son faciès est nettement bouffi et les paupières œdématiées.

Bronchite.

28 janvier. — Écoulement de l'oreille gauche.

25 mars. — Élévation de température et apparition de quelques vésicules varicelliques dans le dos et sur le pavillon de l'oreille droite.

26 mars. — Éruption de rougeole. Conjonctivite.

31 mars. — Température 40°. Encore quelques vésicules de varicelle qui évoluent vers la guérison. Une aphte sur la langue.

L'éruption rubéolique commence à prendre une teinte violacée. A la base de la luette, ulcérations recouvertes d'une fausse membrane. Rien sur les amygdales.

La culture n'a pas donné des bacilles de Lœffler.

Tirage, cornage.

6 avril. — Décès.

La varicelle a évolué d'une façon bénigne et les ulcérations de la luette sont une complication de l'éruption rubéolique. La varicelle était en voie de guérison le 31 mars.

OBSERVATION II.

G. R. 1 an 1/2. Entré le 23 février 1903.

Père asthmatique. Mère bien portante.

L'enfant est né à terme, nourri au biberon.

Depuis un mois il tousse, vomit.

5 avril. — L'enfant sort guéri.

8 avril. — On le ramène, parce qu'il tousse, présente de la diarrhée. Température 38-2. Coryza. Conjonctivite. Râles aux poumons.

Éruption varicellique.

9 avril. — L'éruption s'est étendue à tout le dos, elle est discrète.

10 avril. — Apparition d'une éruption généralisée à la face, presque confluente. Pas de complications.

10 mai. — Guérison.

C'est un cas de varicelle à évolution bénigne.

OBSERVATION III.

B. J. 14 mois. Entrée le 7 mars 1903.

Parents bien portants.

L'enfant est née à terme, nourrie au biberon.

Présente de la diarrhée.

Il y a deux jours, la mère s'aperçut que l'enfant présentait une éruption dans le dos.

Actuellement, on constate une éruption généralisée de varicelle sur toute la surface du corps. Les lésions élémentaires sont constituées par des vésicules claires, transparentes, recouvertes d'une enveloppe épidermique et reposant sur une zone rouge. Par places, les vésicules sont vidées de leur contenu.

Langue blanche, chargée. Température 40°. Toux, diarrhée.

18 mars. — La varicelle a suivi une évolution banale.

On constate une éruption de rougeole et on envoie l'enfant aux rougeoles.

Pas de complications cutanées dans cette varicelle.

OBSERVATION IV.

D. H. 18 mois. Entrée le 21 avril 1903.

Parents bien portants.

L'enfant est née à terme, nourrie au sein par une nourrice.

Présente une éruption de varicelle étendue sur tout le corps. Ce sont de nombreuses pustules desséchées.

Peau rouge et marbrée. Diarrhée.

7 mai. — La varicelle est en voie de guérison.

L'enfant a contracté une rougeole.

Broncho-pneumonie.

23 mai. — Décès.

La varicelle a suivi une évolution bénigne, malgré le mauvais état général et n'a pas été accompagnée de complications cutanées.

OBSERVATION V.

M. L. Entré le 6 mai 1903.

Père alcoolique. Mère atteinte de rhumatisme.

L'enfant est né à terme, élevé au biberon.

Apparition d'une éruption varicellique depuis deux jours.

Actuellement, l'éruption est surtout marquée au niveau

du dos, peu à la face. Un peu de rougeur du voile du palais.

22 mai. — La varicelle a évolué sans complications. L'enfant sort guéri.

6 juin. — Il est ramené, car depuis le 1er juin a apparu une éruption de pemphigus, dont on trouve les traces au niveau de la cuisse droite.

L'éruption, au dire de la mère, a été constituée par de grosses bulles qui se sont rompues et desséchées.

Actuellement, l'enfant présente une autre éruption qui a tous les caractères de rougeole. Léger énanthème de la voûte palatine. Coryza. Conjonctivite. Température 39°.

23 juillet. — L'enfant sort guéri.

L'évolution de la varicelle dans le service a été bénigne. Les complications cutanées sont survenues en dehors de l'hôpital et nous ne pouvons pas en tenir compte, en parlant du traitement par le linge stérilisé.

OBSERVATION VI.

N. E. 8 mois. Entrée le 23 mai 1903.

Père bien portant. La mère tousse depuis 10 ans.

L'enfant est née avant terme, nourrie au sein.

Actuellement, elle présente de la diarrhée et de la toux.

Depuis le 19 mai, éruption varicellique.

A l'entrée, éruption de varicelle généralisée.

2 juin. — La varicelle a évolué sans température.

Pemphigus au niveau du cuir chevelu et de l'épaule droite.

On trouve les érosions circulaires au niveau du cuir chevelu.

6 juin. — Mort.

Le pemphigus vient compliquer cette varicelle.

OBSERVATION VII.

M. V. 19 mois. Entré le 19 novembre 1903.

Le père tousse depuis 14 ans. La mère tousse aussi.

L'enfant est né à terme, nourri au sein et au biberon.

A l'examen : Enfant rachitique. Présente de la diarrhée et des vomissements.

21 novembre. — Eruption discrète de varicelle.

24 décembre. — La varicelle a été tout à fait bénigne.

5 février 1904. — L'enfant part guéri.

Pas de complications cutanées dans cette varicelle.

Nous avons sept observations de varicelle dans l'année 1903, dont une avec complications cutanées contractées dans le service.

OBSERVATION VIII.

Nous mettons cette observation parmi celles de l'année 1904, parce que l'enfant a contracté la varicelle le 19 janvier 1904.

C. A. 18 mois. Entrée le 1er octobre 1903.

Père bien portant. Mère morte des suites de couches.

L'enfant est née à terme, nourrie au biberon.

A l'examen : Coloration ictérique très marquée de la peau. Diarrhée.

19 janvier 1904. — Éruption de varicelle dans le dos et sur les épaules.

21 janvier. — Nouvelle poussée de varicelle.

15 mars. — La varicelle évolue d'une façon banale.

L'enfant présente toujours de la diarrhée, des vomissements. Broncho-pneumonie. Décès.

Varicelle à évolution bénigne, sans complications cutanées.

OBSERVATION IX.

P. C. 18 mois. Entrée le 2 janvier 1904.

Parents bien portants.

L'enfant est née à terme, nourrie au biberon.

Bronchite en 1903.

Apparition d'une éruption le 23 décembre 1903.

A l'entrée. Une éruption papuleuse se déclare sur le dos et se généralise à tout le corps.

Sur la face les papules sont en voie de dessication, quelques pustules nettement ombiliquées sur les membres.

Toux légère, langue chargée, température 38°5.

9 janvier. — L'enfant n'a pas eu de nouvelle poussée. Pas de complications.

25 janvier. — Guérison.

C'est un cas de varicelle à évolution tout à fait bénigne.

OBSERVATION X.

B. E. 11 mois. Entrée le 23 août 1904.

Parents bien portants.

L'enfant est née à terme, nourrie au sein et au biberon.

Actuellement. Bronchite, diarrhée, vomissements.

19 septembre. — Sort guérie.

21 septembre. — Rentre pour cause de bronchite.

25 octobre. — On constate une élévation thermique avec apparition de quelques éléments éruptifs isolés, abondants à la partie postérieure du tronc.

Les uns sont remplis du liquide clair, les autres presque desséchés et ombiliqués. C'est une varicelle à évolution banale.

22 décembre. — Guérison.

Pas de complications cutanées dans cette varicelle.

OBSERVATION XI.

B. C. 10 mois. Entrée le 22 novembre 1904.

Parents bien portants.

L'enfant est née à terme. Accouchement avec forceps.

Nourrie au sein et au biberon.

En juillet 1904, diarrhée et broncho-pneumonie.

Hier, début d'une éruption, diarrhée.

Actuellement. Eruption discrète d'éléments papuleux dans le dos et sur le tronc, quelques unes au niveau du cuir chevelu.

La plupart sont en voie de dessication, mais aucune n'est complètement développée.

25 novembre. — Même aspect d'éruption, quelques éléments nouveaux.

13 décembre. — L'enfant allait bien, la varicelle était guérie, mais le matin on a découvert deux vésicules d'aspect pemphigoïde.

20 décembre. — Nouvelle apparition des bulles. Depuis le 13 décembre il est sorti tous les jours des nouvelles bulles, occupant particulièrement le dos, mais on en trouve un peu partout.

Elles se présentent sous la forme d'une érosion superficielle, suintante, sans aréole rouge, sans ulcération.

27 mars. — Guérison.

Cette varicelle a développé à sa suite un pemphigus qui a duré un mois et demi, donc cette complication cutanée est très appréciable.

Dans l'année 1904, nous avons quatre observations de varicelle, dont une avec complications cutanées.

OBSERVATION XII.

B. C. L. Entrée le 23 novembre 1903.

Pas de renseignements sur les parents.

A l'entrée, l'enfant est pâle, tousse.

30 novembre. — Poussée d'éruption varicellique au niveau du thorax. Éléments d'abord maculeux, ensuite vésiculeux.

2 décembre. — La malade présente une éruption généralisée.

Deux éléments éruptifs : l'un varicellique, l'autre est dû à une inflammation banale. Les vésicules contiennent un liquide clair. Par places elles se dessèchent et se couvrent de croûtes.

A l'extrémité de la langue, les vésico-pustules simulent une aphte. Depuis le début de son éruption, l'enfant a pâli.

L'éruption pustuleuse a une tendance marquée à passer au stade de dessication.

12 décembre. — Rougeur de la joue gauche.

15 décembre. — Une plaque érysipélateuse s'étend sur la joue gauche et à la partie latérale du nez ; elle remonte jusqu'à la région temporale. Le tégument est rouge et œdématié. Le bourrelet est net.

16 décembre. — Mauvais état général.

20 décembre. — Disparition de la plaque érysipélateuse, mais l'état général est toujours mauvais.

L'enfant refuse de boire.

21 décembre. — Mort.

La varicelle s'est compliquée d'une érysipèle grave. Malgré la guérison apparente, l'enfant a succombé. Nous n'avons que cette observation de varicelle dans l'année 1905.

Nous mettrons les 4 observations suivantes parmi celles de l'année 1906, car les malades contractent la varicelle dans le service au commencement de cette année. Ils entrent à la fin de l'année 1905.

OBSERVATION XIII.

M. L. C. Entré le 1er septembre 1905.

Parents bien portants.

La mère avait présenté des phénomènes nerveux à 14 et 19 ans.

Trois enfants bien portants, d'intelligence normale.

Le malade est né à terme.

Accouchement à la clinique, au forceps.

L'enfant a présenté des convulsions 15 jours après la naissance. Nourri au sein.

L'enfant ne paraît reconnaître personne, même sa mère. Strabisme.

29 novembre. — Écoulement de l'oreille gauche.

5 janvier 1906. — Température 39·8. Apparition d'un érythème absolument généralisé sur tout le corps et sur la face, rappelant la scarlatine.

9 janvier. — Apparition sur les diverses parties du corps des macules, puis des vésicules varicelliques.

Les éléments sont surtout nombreux à la région lombaire et à la face, plusieurs sont en voie de dessication.

A la partie postérieure du tronc et aux membres inférieurs, la varicelle est très confluente et forme de véritables
placards.

27 février. — Température 38°5. La varicelle évolue normalement. Bon état général.

26 mars 1906. — Guérison.

C'est une varicelle qui a évolué sans complications
cutanées.

OBSERVATION XIV.

J. J. 1 an 1/2. Entrée le 18 décembre 1905.

Père mort d'accident. Mère bien portante.

L'enfant est née avant terme, nourrie au sein par une
nourrice.

La mère amène l'enfant pour cause d'un abcès au niveau
du genou gauche.

24 janvier 1906. — Éruption varicellique avec élévation
thermique. Les éléments sont particulièrement abondants
dans la région inguino-crurale.

26 janvier. — L'éruption est devenue abondante, la température est élevée. Rougeur diffuse au niveau des cuisses.

22 mars. — L'enfant a eu une bronchite. La varicelle a
évolué normalement.

L'enfant part en parfait état.

Varicelle à évolution bénigne.

OBSERVATION XV.

E. F. 1 mois. Entrée le 22 décembre 1905.

Parents bien portants.

L'enfant est né à terme, nourri au sein et au biberon.

Depuis sa naissance, il a toujours présenté de la diarrhée. Le 20 décembre, apparaissent les premières convulsions, ce qui motive son entrée à l'hôpital.

22 janvier 1906. — Première éruption varicellique étendue sur tout le corps, pas d'élévation thermique.

31 janvier. — Rien de spécial dans l'évolution de la varicelle. Bronchite.

19 avril. — L'enfant part allant très bien.

Point de complications cutanées dans cette varicelle.

OBSERVATION XVI.

G. A. 18 mois. Entrée le 23 décembre 1905.

Parents bien portants.

L'enfant est née à terme, nourrie au sein et au biberon. Bronchite et diarrhée en 1905.

Actuellement : Enfant pâle, amaigrie, tousse, vomit.

23 janvier 1906. — Apparition de quelques vésicules varicelliques en différents points du corps, poussée thermique à peine marquée.

31 janvier. — Meilleur état général. Augmentation du poids, malgré la varicelle.

17 février. — Part en bon état.

Varicelle à évolution bénigne.

OBSERVATION XVII.

R. L. 1 an. Entrée le 24 avril 1906.

Le père souffre de la gorge et du nez depuis 5 ans. La mère tousse depuis 10 ans.

L'enfant est née à terme, nourrie au sein par la mère. Impétigo en décembre 1905.

Au mois de décembre 1906, a présenté de la constipation, de la céphalée et des vomissements.

Ecoulement des deux oreilles à la suite de cette maladie.

La malade est amenée pour une éruption varicellique, apparue le 19 avril.

A l'examen : Eruption de varicelle en décroissance absolument généralisée. Polymorphisme local des éléments. Eczéma rétro-auriculaire bilatéral.

20 avril. — Il n'y a pas de nouvelle poussée de varicelle.

8 juin. — Eruption maculeuse ayant duré trois jours.

10 juin. — Broncho-pneumonie.

15 juin. — Décès.

La varicelle a présenté des complications cutanées.

Dans l'année 1906, nous avons 5 observations de varicelle, une d'elles a été suivie de complications cutanées.

OBSERVATION XVIII.

B. L... 1 an. Entré le 16 janvier 1907.

Le père a une dyspepsie chronique. La mère a une dilatation de l'estomac.

Six enfants.

Les quatrième, cinquième et sixième ont la varicelle actuellement.

C'est le sixième, qui entre dans le service.

Il est né à terme, nourri au sein par la mère.

Diarrhée à 7 mois.

8 janvier. — Apparition d'éruption varicellique.

A l'entrée. — Traces d'une éruption récente. Ce sont des vésicules desséchées.

Ulcérations superficielles, à fond noir, entourées d'une zone inflammatoire. Œdème mou de la tête, s'arrêtant aux yeux. A la nuque, cet œdème est un peu rouge.

A l'œil gauche, gonflement de la paupière, gros œdème de la conjonctive, un peu de pus.

24 janvier. — L'enfant meurt dyspnéique, présentant toujours de l'œdème phlegmoneux de la tête et une broncho-pneumonie.

Nous ne pourrons pas tenir compte de ces complications, parce qu'elles sont survenues en dehors du service.

OBSERVATION XIX.

C... H.-C. 7 mois. Entré le 7 mai 1907.

Parents bien portants.

L'enfant est né à terme, accouchement au forceps ; nourri au biberon.

Il vomit fréquemment.

Le 6 mai. — La mère a trouvé des petites papules sur le front et sur le dos de l'enfant.

Dans la nuit du 6 au 7, l'éruption s'est étendue et l'enfant a dormi moins bien que d'habitude.

Actuellement : Enfant un peu pâle, porteur d'une éruption à petits éléments distincts les uns des autres, la plupart constitués par une vésicule transparente à base rouge, quelques-uns à l'état de papules, d'autres légèrement ombiliqués.

Ces éléments sont surtout abondants à la partie antérieure du tronc. Evolution banale.

6 juin. — L'enfant part guéri.

28 juin. — L'enfant revient par suite d'une éruption pustuleuse sur les bras, avec ulcérations. On en trouve une dizaine à chaque membre supérieur. La face présente seulement un élément d'aspect rose et papuleux.

Sur la face antérieure du thorax, d'assez nombreux sudamines. Engorgement ganglionnaire au cou, aux aines et aux aisselles.

1er août. — L'enfant prend la coqueluche.

5 août. — Mort.

Comme dans l'observation précédente, nous ne

pouvons non plus tenir compte des complications graves de cette varicelle, parce que l'enfant est sorti guéri le 6 juin, et s'est infecté en dehors du service.

Par conséquent, les 2 observations de l'année 1907 ne présentent pas de complications cutanées contractées dans le service et ne doivent pas entrer dans la statistique.

OBSERVATION XX.

P. S. A., 7 mois. Entrée le 5 mars 1908.

Parents bien portants.

L'enfant est née à terme, nourrie au biberon.

A l'examen, elle est chétive, amaigrie.

Le crâne a un volume énorme.

2 avril. — L'enfant a contracté la varicelle.

6 avril. — L'état général, depuis l'apparition de la varicelle, s'altère profondément ; dyspnée, toux, broncho-pneumonie.

8 avril. — Décès.

Pas de complications cutanées dans cette varicelle.

OBSERVATION XXI.

T. E., 17 mois. Entrée le 9 avril 1908.

Parents bien portants.

L'enfant est née à terme, nourrie au sein par une nourrice.
Actuellement, elle vomit et tousse.

26 avril. — L'enfant présente une éruption de varicelle légère, surtout répandue à la face et aux membres supérieurs.

19 mai. — La varicelle a évolué sans complications. Guérison.

L'évolution de la varicelle a été tout à fait bénigne.

Dans l'année 1908, nous avons 2 observations sans complications cutanées.

OBSERVATION XXII.

A. M. 17 mois. Entrée le 11 janvier 1910.

Parents bien portants.

L'enfant est née à terme, nourrie au sein et au biberon.

Actuellement. Elle est pâle, oppressée, tousse.

Température 38°9.

2 février. — L'enfant présente une éruption discrète de varicelle.

15 février. — La varicelle a évolué d'une façon très discrète. L'enfant va bien.

Pas de complications cutanées dans cette varicelle.

OBSERVATION XXIII.

H. A. 1 an 1/2. Entrée le 17 janvier 1910.

Père bien portant. La mère vient d'entrer à l'hôpital de la Croix-Rousse, pour un érysipèle.

L'enfant est née à terme, nourrie au sein par la mère.

Diarrhée au mois d'août.

Présente depuis hier une éruption, qui motive son entrée à l'hôpital.

Il s'agit d'une éruption typique de varicelle, surtout marquée sur le tronc, à la face et dans le dos, très discrète sur les membres.

Quelques vésicules ombiliquées dans le dos et sur la voûte palatine. Température 38°6.

L'évolution de la varicelle est bénigne.

30 janvier. — Guérison.

C'est un cas de varicelle non suivie de complications cutanées.

OBSERVATION XXIV.

B. J. 4 mois 1/2. Entrée le 29 août 1910.

Le père est sujet aux bronchites. La mère est bien portante.

L'enfant est née à terme, nourrie au biberon.

A toujours présenté de la diarrhée.

A l'examen : Enfant chétive, peu développée.

24 septembre. — Apparition d'une éruption bulleuse, composée de petits éléments vésiculeux remplis d'une sérosité limpide.

Cette éruption a atteint d'emblée le tronc et les membres. On trouve quelques vésicules à la face dorsale des pieds et des mains.

Pas d'élévation thermique, pas de phénomènes généraux.

3 octobre. — Guérison.

Pas de complications dans cette varicelle.

Nous avons 3 observations de varicelle dans l'année 1910 à évolution bénigne.

En résumé, après l'emploi du linge stérilisé, c'est-à-dire de l'année 1903, jusqu'en 1910, nous avons également 24 observations, dont quatre suivies de complications cutanées survenues dans le service, ce qui fait en moyenne 15 % de ces complications.

En comparant cette statistique avec celle qui nous est fournie par les observations avant l'emploi du linge stérilisé, nous voyons que l'efficacité du traitement par le linge stérilisé ne peut plus être mise en doute.

Les résultats obtenus par ces statistiques sont assez encourageants et nous nous croyons autorisée à en tirer des conclusions pratiques.

Le virus varicellique, toujours inconnu du reste,

n'est pas très redoutable. Seules, les complications qui surviennent au cours de cette maladie assombrissent parfois d'une façon assez appréciable son pronostic.

Nous sommes presque maîtres de ces complications, ou plutôt nous avons le pouvoir et par suite le devoir de les éviter.

Le meilleur procédé qui nous permettra d'atteindre ce but, consistera à isoler le malade du milieu ambiant infecté par le linge stérilisé.

CONCLUSIONS

Les observations et les statistiques précédentes ont démontré que l'emploi du linge stérilisé diminue d'une façon très appréciable les complications cutanées de la varicelle.

En effet : Avant l'emploi du linge stérilisé

Année	Observations	Complications cutanées
1898	5	2
1898	7	5
1901	12	6

Sur 24 observations de varicelle, nous avons 13 cas accompagnés de complications cutanées survenues dans le service, ce qui fait en moyenne 65 % de ces complications.

Après l'emploi du linge stérilisé

Année	Observations	Complications cutanées
1903	7	1
1904	4	1

Année	Observations	Complications cutanées
1905	1	1
1906	5	1
1907	2	—
1908	2	—
1910	3	—

En tout 24 observations également.

Quatre de ces cas de varicelle ont été suivis de complications cutanées contractées dans le service, ce qui fait en moyenne 15 % de ces complications.

En comparant ce chiffre avec le précédent, nous voyons que les complications cutanées sont 4 fois moins fréquentes après l'emploi du linge stérilisé.

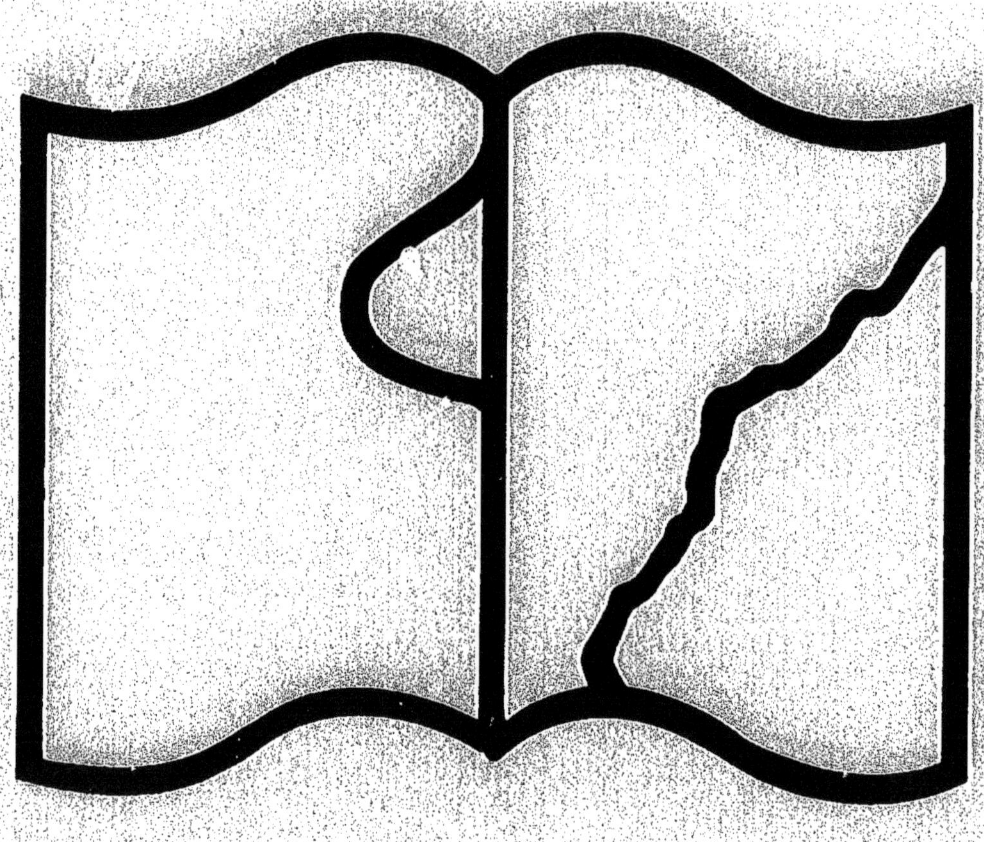

Texte détérioré — reliure défectueuse

NF Z 43-120-11

9 782013 587082